GUIDE AVANCÉ DE SOUTIEN À LA VIE CARDIOVASCULAIRE 2024

Un manuel de référence du prestataire de soins de santé pour l'ACLS et la maîtrise avancée de la réanimation

Dr Zobs Churchill

Table Of Contents

INTRODUCTION À L'ACL

Advanced Cardiovascular Life Support (ACLS) est un ensemble essentiel de procédures et de protocoles médicaux conçus pour gérer les urgences cardiaques et améliorer les résultats pour les patients. Dans ce guide complet, nous approfondirons les principes fondamentaux de l'ACLS, son importance dans les soins médicaux d'urgence, le public cible de la formation ACLS et les concepts de base qui sous-tendent les protocoles ACLS.

Aperçu de l'ACLS et de son importance

L'ACLS englobe une gamme d'interventions et de techniques avancées visant à gérer l'arrêt cardiaque, les syndromes coronariens aigus, les accidents vasculaires cérébraux et autres urgences cardiovasculaires potentiellement mortelles. Contrairement au Basic Life Support (BLS), qui se concentre principalement sur la réanimation cardio-pulmonaire (RCR) et la défibrillation, les interventions ACLS impliquent une gestion plus avancée des voies respiratoires, l'administration de médicaments et l'interprétation du rythme.

L'importance de l'ACLS ne peut être surestimée, car des interventions rapides et efficaces lors d'urgences cardiaques peuvent augmenter considérablement les chances de survie et réduire le risque de complications à long terme. Les protocoles de l'ACLS sont basés sur des lignes directrices fondées sur des preuves établies par des organisations telles que l'American Heart Association (AHA) et sont continuellement mis à jour pour refléter les dernières avancées en matière de médecine cardiovasculaire.

En dotant les prestataires de soins de santé des connaissances et des compétences nécessaires pour effectuer les interventions ACLS, la formation ACLS joue un rôle crucial dans l'amélioration de l'état de préparation et des compétences des équipes médicales pour répondre aux urgences cardiaques à l'intérieur et à l'extérieur du milieu hospitalier. Qu'il s'agisse d'un arrêt cardiaque soudain dans un cadre communautaire ou d'un patient hospitalisé victime d'un infarctus du myocarde, les prestataires formés par l'ACLS sont mieux préparés à prodiguer des soins rapides et efficaces.

Qui devrait apprendre l'ACLS ?

La formation ACLS s'adresse généralement aux professionnels de la santé susceptibles de rencontrer des urgences cardiaques dans le cadre de leur pratique clinique. Cela comprend, mais sans s'y limiter :

- Médecins
- Infirmières
- Les ambulanciers
- Thérapeutes respiratoires
- Assistants médicaux
- Infirmières praticiennes
- Techniciens médicaux d'urgence (EMT)

Compte tenu de la nature imprévisible des urgences cardiaques, la formation ACLS est essentielle pour les personnes travaillant dans divers milieux de soins de santé, notamment les hôpitaux, les cliniques, les centres de soins ambulatoires et les services d'urgence préhospitaliers. Que vous soyez un médecin urgentiste chevronné ou une infirmière nouvellement certifiée, la certification ACLS vous fournit les connaissances et la confiance nécessaires pour gérer efficacement les situations critiques et potentiellement sauver des vies.

Concepts de base dans ACLS

Avant de plonger dans les algorithmes et interventions spécifiques couverts par la formation ACLS, il est essentiel de comprendre quelques concepts de base qui constituent le fondement des protocoles ACLS :

1. Évaluation rapide : Lors d'une urgence cardiaque, les prestataires de soins de santé doivent évaluer rapidement l'état du patient afin de déterminer la ligne de

conduite appropriée. Cela comprend l'évaluation du niveau de conscience du patient, de la perméabilité des voies respiratoires, de la respiration et de la circulation.

2. Reconnaissance des rythmes d'arrêt cardiaque : la formation ACLS met l'accent sur la capacité à identifier et à interpréter les rythmes cardiaques indiquant un arrêt cardiaque, tels que la fibrillation ventriculaire (FV), la tachycardie ventriculaire sans pouls (TV), l'activité électrique sans pouls (PEA) et l'asystolie. La reconnaissance rapide de ces rythmes permet aux prestataires de lancer des interventions appropriées, telles que la RCR et la défibrillation.

3. RCR efficace : Une RCR de haute qualité est la pierre angulaire des interventions ACLS. Les prestataires de soins de santé doivent comprendre les

principes des compressions thoraciques efficaces, notamment le placement correct des mains, la profondeur, la fréquence et le recul de la compression. En plus des compressions thoraciques, les protocoles ACLS peuvent impliquer des compléments tels que la ventilation au masque et des techniques avancées de gestion des voies respiratoires.

4. Défibrillation : La défibrillation est une intervention clé pour les patients souffrant de fibrillation ventriculaire ou de tachycardie ventriculaire sans pouls. Les prestataires formés par l'ACLS doivent maîtriser le fonctionnement des défibrillateurs externes automatisés (DEA) et des défibrillateurs manuels, ainsi que les niveaux d'énergie et la séquence de chocs appropriés.

5. Administration des médicaments : les protocoles de l'ACLS comprennent

l'administration de divers médicaments pour restaurer et maintenir la fonction cardiaque. Les prestataires doivent connaître les indications, les posologies, les voies d'administration et les effets indésirables potentiels des médicaments couramment utilisés dans le traitement de l'ACLS, tels que l'épinéphrine, l'amiodarone et la vasopressine.

En maîtrisant ces concepts de base, les prestataires de soins de santé peuvent appliquer efficacement les protocoles ACLS dans des scénarios réels, améliorant ainsi les résultats pour les patients et la qualité globale des soins en cas d'urgence cardiaque.

Dans les sections suivantes de ce guide, nous explorerons plus en détail les algorithmes ACLS, l'administration de médicaments, la gestion avancée des voies respiratoires, les soins post-réanimation et d'autres sujets essentiels, vous fournissant ainsi les connaissances et les compétences nécessaires pour gérer en toute confiance les urgences cardiovasculaires dans la pratique clinique.

CHAPITRE UN

Examen du système de réanimation de base (BLS)

Basic Life Support (BLS) sert de base aux soins cardiovasculaires d'urgence et est essentiel pour préserver la vie en cas d'arrêt cardiaque. Dans cette section, nous passerons en revue les composants clés du BLS, notamment les techniques et mises à jour de réanimation cardio-pulmonaire (RCR), la gestion des voies respiratoires et l'utilisation de défibrillateurs externes automatisés (DEA).

Techniques et mises à jour de RCP

La RCR est une compétence cruciale qui peut améliorer considérablement les taux de survie des victimes d'un arrêt cardiaque en maintenant la circulation sanguine et l'oxygénation jusqu'à l'arrivée de soins médicaux avancés. Les éléments clés de la RCR comprennent les compressions thoraciques, les insufflations et l'application d'un DEA lorsqu'il est disponible.

1. Compressions thoraciques : Des compressions thoraciques de haute qualité sont essentielles pour générer un flux sanguin vers les organes vitaux lors d'un arrêt cardiaque. Les lignes directrices recommandent des compressions à un rythme de 100 à 120 par minute et à une profondeur d'au moins 2 pouces chez les adultes. Les prestataires de soins de santé doivent garantir un placement correct des mains et permettre un recul complet de la poitrine entre les compressions afin d'optimiser le flux sanguin.

2. Insufflations de sauvetage : Dans la RCR traditionnelle, les insufflations de sauvetage sont administrées avec des compressions thoraciques pour fournir une oxygénation aux poumons de la victime. Cependant, des mises à jour récentes des lignes directrices en matière de RCR soulignent l'importance des compressions thoraciques continues sans interruption pour les insufflations dans la plupart des situations d'arrêt cardiaque chez l'adulte. Cette approche, connue sous le nom de RCP mains seules, s'est révélée tout aussi efficace et peut améliorer les résultats en minimisant les retards dans les compressions thoraciques.

3. Rapport compression-ventilation : Le rapport compression-ventilation recommandé pour la RCR chez l'adulte est de 30 : 2, ce qui signifie que 30 compressions thoraciques sont suivies de

2 insufflations. Cependant, dans certaines circonstances, comme le fait d'être témoin d'un arrêt cardiaque avec un secouriste qualifié, des compressions thoraciques continues sans interruption pour les insufflations peuvent être préférables.

4. Considérations particulières : Les techniques de RCR peuvent varier légèrement pour des populations spécifiques, telles que les nourrissons, les enfants et les femmes enceintes. Les prestataires doivent connaître les directives et les modifications de RCR spécifiques à l'âge pour garantir des soins appropriés à ces personnes.

Gestion des voies respiratoires

Le maintien de voies respiratoires dégagées est essentiel pour une ventilation et une oxygénation efficaces pendant la RCR. Des techniques appropriées de gestion des voies respiratoires peuvent aider à optimiser l'apport d'oxygène aux poumons et à améliorer la probabilité d'une issue positive chez les victimes d'un arrêt cardiaque.

1. Manœuvre d'inclinaison de la tête et de levage du menton : La manœuvre d'inclinaison de la tête et de levage du menton est une technique fondamentale utilisée pour ouvrir les voies respiratoires chez les victimes inconscientes sans suspicion de blessure à la colonne cervicale. Les prestataires inclinent doucement la tête de la victime vers l'arrière tout en soulevant le menton pour étendre le cou et dégager l'obstruction des voies respiratoires.

2. Manœuvre de poussée de la mâchoire : Dans les cas où une blessure à la colonne

cervicale est suspectée, la manœuvre de poussée de la mâchoire peut être utilisée à la place de la manœuvre d'inclinaison de la tête et de levage du menton. Cette technique consiste à placer les doigts derrière l'angle de la mandibule et à déplacer la mâchoire vers l'avant pour ouvrir les voies respiratoires sans hyperextension du cou.

3. Compléments des voies respiratoires : Dans certains cas, les manœuvres manuelles des voies respiratoires peuvent être insuffisantes pour maintenir des voies respiratoires libres. Des compléments des voies respiratoires tels que les voies respiratoires oropharyngées et nasopharyngées peuvent être utilisés pour soutenir la langue et prévenir l'obstruction des voies respiratoires. Ces compléments doivent être dimensionnés de manière appropriée et insérés avec précaution pour éviter les blessures.

4. Gestion avancée des voies respiratoires : Dans certaines situations, des techniques avancées de gestion des voies respiratoires, telles que l'intubation endotrachéale ou l'utilisation de dispositifs supraglottiques, peuvent être indiquées pour sécuriser les voies respiratoires et faciliter la ventilation. Ces procédures nécessitent une formation spécialisée et doivent être effectuées par des prestataires de soins de santé qualifiés lorsqu'ils sont disponibles.

Utilisation d'un DAE (Défibrillateur Externe Automatisé)

Les défibrillateurs externes automatisés (DEA) sont des appareils électroniques portables utilisés pour délivrer un choc thérapeutique afin de rétablir un rythme cardiaque normal chez les victimes d'un arrêt cardiaque soudain. Les DEA sont conçus pour être utilisés aussi bien par des secouristes profanes que par des prestataires de soins de santé et jouent un rôle crucial dans la chaîne de survie des victimes d'un arrêt cardiaque.

1. Fonctionnement du DAE : Les DAE sont équipés d'électrodes adhésives placées sur la poitrine de la victime pour détecter et analyser le rythme cardiaque. Le DAE délivre ensuite un choc si un rythme pouvant être soumis à un choc, tel qu'une fibrillation ventriculaire ou une tachycardie ventriculaire sans pouls, est détecté.

2. Précautions de sécurité : Avant d'utiliser un DAE, les sauveteurs doivent assurer la sécurité des lieux et évaluer la réactivité de la victime. L'utilisation du DAE est contre-indiquée dans les

situations où la victime est en contact avec de l'eau ou est entourée de gaz inflammables, car cela présente un risque de blessure électrique ou d'explosion.

3. Invites vocales et visuelles : les DAE sont conçus pour fournir des invites vocales et visuelles claires pour guider les sauveteurs tout au long du processus de réanimation. Les sauveteurs doivent suivre attentivement les instructions du DAE et poursuivre la RCR jusqu'à ce que l'appareil indique le contraire.

4. Maintenance et formation : Une maintenance et des tests réguliers des DAE sont essentiels pour garantir leur fonctionnalité en cas d'urgence. De plus, une formation à l'utilisation du DAE et à la RCR est recommandée aux personnes susceptibles de rencontrer des situations d'arrêt cardiaque afin d'améliorer leur

confiance et leur maîtrise de leur utilisation.

En se familiarisant avec les principes du BLS, notamment les techniques de RCP, la gestion des voies respiratoires et l'utilisation de DEA, les prestataires de soins de santé et les sauveteurs non professionnels peuvent jouer un rôle essentiel dans la reconnaissance et la gestion précoces de l'arrêt cardiaque, améliorant ainsi les résultats pour les victimes d'un arrêt cardiaque. L'éducation et la formation continues en BLS sont essentielles pour maintenir les compétences et la préparation à répondre efficacement aux situations d'urgence.

CHAPITRE DEUX

Algorithmes ACLS

Les algorithmes Advanced Cardiovascular Life Support (ACLS) fournissent des approches structurées pour gérer diverses urgences cardiaques rencontrées dans la pratique clinique. Ces algorithmes servent de guides systématiques aux prestataires de soins de santé pour évaluer, intervenir et optimiser les résultats pour les patients dans des situations critiques. Dans cette section, nous explorerons les principaux algorithmes de l'ACLS, notamment l'algorithme d'arrêt cardiaque chez l'adulte, l'algorithme de bradycardie, l'algorithme de tachycardie, l'algorithme d'activité électrique sans pouls (PEA) et l'algorithme d'asystolie.

Algorithme d'arrêt cardiaque chez l'adulte

L'algorithme d'arrêt cardiaque chez l'adulte décrit l'approche étape par étape de la prise en charge d'un patient en arrêt cardiaque, en se concentrant sur une réanimation cardio-pulmonaire (RCP), une défibrillation et des interventions avancées de haute qualité.

1. Évaluation : L'algorithme commence par l'évaluation de la réactivité et de la respiration du patient. Si le patient ne répond pas et ne respire pas normalement, la RCR doit être initiée immédiatement, en commençant par des compressions thoraciques.

2. RCR : Une RCR de haute qualité, comprenant des compressions thoraciques et des insufflations, doit être effectuée en continu jusqu'à l'arrivée des

prestataires de soins avancés de réanimation (SLA) ou d'un défibrillateur externe automatisé (DEA).

3. Défibrillation : Si un rythme pouvant faire l'objet d'un choc (fibrillation ventriculaire ou tachycardie ventriculaire sans pouls) est détecté, un défibrillateur doit être utilisé pour délivrer un choc suivi d'une reprise immédiate de la RCP. La défibrillation doit être répétée si nécessaire conformément aux directives de l'ACLS.

4. Interventions avancées : les prestataires formés à l'ACLS doivent administrer des médicaments, tels que l'épinéphrine et l'amiodarone, comme indiqué en fonction du rythme du patient et de sa réponse au traitement. Des techniques avancées de gestion des voies respiratoires, notamment l'intubation endotrachéale ou l'insertion des voies

respiratoires supraglottiques, peuvent également être envisagées.

5. Soins post-réanimation : après le retour de la circulation spontanée (ROSC), les prestataires doivent se concentrer sur l'optimisation de l'hémodynamique, le maintien d'une oxygénation et d'une ventilation adéquates et la résolution de la cause sous-jacente de l'arrêt cardiaque. Une surveillance continue et des soins de soutien sont essentiels pendant la phase post-réanimation.
Algorithme de bradycardie

L'algorithme de bradycardie guide la prise en charge des patients présentant une bradycardie symptomatique, caractérisée par une fréquence cardiaque inférieure à 60 battements par minute (bpm) accompagnée de signes ou symptômes de mauvaise perfusion.

1. Évaluation : les prestataires doivent évaluer l'état clinique du patient, y compris ses signes vitaux, son niveau de conscience et les signes de perfusion inadéquate (par exemple, hypotension, état mental altéré, extrémités froides).

2. Interventions : L'algorithme décrit une série d'interventions basées sur les symptômes du patient et son rythme sous-jacent. Les interventions initiales peuvent inclure l'administration d'oxygène, l'établissement d'un accès intraveineux et l'obtention d'un électrocardiogramme (ECG) pour l'évaluation du rythme.

3. Administration de médicaments : les médicaments ACLS, tels que l'atropine ou la stimulation transcutanée, peuvent être indiqués chez les patients présentant une bradycardie symptomatique

réfractaire aux interventions initiales. Les prestataires doivent soigneusement titrer les médicaments en fonction de la réponse du patient et surveiller les effets indésirables.

4. Stimulation transcutanée : En cas de bradycardie instable ou de réponse inadéquate au traitement pharmacologique, une stimulation transcutanée peut être initiée pour augmenter temporairement la fréquence cardiaque et améliorer la perfusion. Les prestataires doivent assurer une sédation et une analgésie appropriées pendant la stimulation afin de minimiser l'inconfort du patient.

Algorithme de tachycardie

L'algorithme de tachycardie décrit la prise en charge des patients présentant des tachycardies stables et instables, notamment la tachycardie supraventriculaire (SVT) et la tachycardie ventriculaire (VT).

1. Évaluation : les prestataires doivent évaluer la stabilité clinique du patient, y compris les signes vitaux, le niveau de conscience et les signes de compromission hémodynamique (par exemple, hypotension, altération de l'état mental, douleur thoracique).

2. Identification du rythme : l'algorithme guide les prestataires dans la différenciation entre les tachycardies à complexe étroit (supraventriculaire) et à complexe large (ventriculaire) à l'aide de critères ECG.

3. Tachycardie stable : Chez les patients stables présentant une tachycardie, les prestataires peuvent tenter des manœuvres vagales ou administrer de l'adénosine pour mettre fin à une SVT à

complexe étroit. Pour les tachycardies à large complexe, les prestataires doivent envisager la possibilité d'une tachycardie ventriculaire et procéder en conséquence sur la base des directives de l'ACLS.

4. Tachycardie instable : Les patients présentant une tachycardie instable, caractérisée par un compromis hémodynamique ou des signes de choc, nécessitent une cardioversion synchronisée immédiate. Les prestataires doivent délivrer un choc synchronisé tout en minimisant les interruptions des compressions thoraciques si le patient est en arrêt cardiaque.
Algorithme d'activité électrique sans impulsion (PEA)

L'algorithme d'activité électrique sans impulsion (PEA) fournit des conseils pour la prise en charge des patients présentant une activité électrique organisée sur le moniteur cardiaque mais une activité cardiaque mécanique absente ou inadéquate.

1. Évaluation : Les prestataires doivent évaluer l'état clinique du patient, y compris la perméabilité des voies respiratoires, la respiration, la circulation et le niveau de conscience. L'absence de pouls palpable malgré une activité électrique organisée sur le moniteur est révélatrice d'une PEA.

2. RCP : Une RCP de haute qualité doit être initiée immédiatement, en se concentrant sur les compressions thoraciques et la ventilation pour maintenir l'oxygénation et la circulation. Les prestataires doivent évaluer les causes réversibles de PEA, telles que l'hypovolémie, l'hypoxie, l'hypothermie et le pneumothorax sous tension.

3. Administration des médicaments : des médicaments ACLS, tels que l'épinéphrine, peuvent être administrés pendant la RCR pour soutenir la circulation et améliorer le risque de ROSC. Les prestataires doivent considérer les causes réversibles et adapter le traitement en conséquence.

4. Interventions avancées : en plus de la RCR et de l'administration de médicaments, les prestataires doivent s'attaquer aux causes potentielles réversibles de la PEA, telles que la tamponnade cardiaque, l'embolie pulmonaire et les troubles toxiques ou métaboliques. Des interventions avancées, notamment une péricardiocentèse ou un traitement thrombolytique, peuvent être indiquées en fonction de l'étiologie sous-jacente. Algorithme d'asystolie

L'algorithme d'asystolie fournit des conseils pour la prise en charge des patients souffrant d'asystolie, caractérisés par l'absence d'activité cardiaque mécanique et électrique.

1. Évaluation : les prestataires doivent confirmer l'absence d'activité cardiaque sur le moniteur et évaluer l'état clinique du patient à la recherche de signes de vie. L'asystolie est un rythme non choquable et nécessite le déclenchement immédiat d'une RCP.

2. RCP : Une RCP de haute qualité doit être initiée sans délai, en se concentrant sur les compressions thoraciques et la ventilation pour maintenir la circulation et l'oxygénation. Les prestataires doivent garantir une technique de RCP appropriée et minimiser les interruptions des compressions.

3. Administration des médicaments : des médicaments ACLS, tels que l'épinéphrine, peuvent être administrés pendant la RCR pour soutenir la circulation et augmenter le risque de ROSC. Les prestataires doivent suivre les directives de l'ACLS concernant le dosage et les intervalles d'administration des médicaments.

4. Réévaluation : les prestataires doivent réévaluer continuellement l'état clinique du patient, surveiller les changements de rythme et considérer les causes réversibles de l'asystolie, telles que l'hypoxie, l'hypovolémie, l'hypothermie et l'acidose. Le traitement doit être adapté en fonction de la réponse du patient et de l'étiologie sous-jacente.

En suivant ces algorithmes ACLS, les prestataires de soins de santé peuvent évaluer et gérer systématiquement les patients confrontés à des urgences cardiaques, optimisant ainsi la prestation des soins et améliorant les résultats pour les patients nécessitant des interventions critiques. Une formation et un examen réguliers des algorithmes de l'ACLS sont essentiels pour maintenir les compétences et la préparation à réagir efficacement dans les situations d'urgence.

CHAPITRE TROIS

Médicaments utilisés dans l'ACLS

Les médicaments jouent un rôle essentiel dans la gestion des urgences cardiovasculaires dans le cadre des protocoles Advanced Cardiovascular Life Support (ACLS). Ces médicaments sont administrés pour restaurer et maintenir la fonction cardiaque, optimiser l'hémodynamique et améliorer les résultats pour les patients dans des situations critiques. Dans cette section, nous fournirons un aperçu des médicaments ACLS, y compris leurs indications, dosages et techniques d'administration.

Aperçu des médicaments ACLS

Les médicaments ACLS englobent une gamme diversifiée d'agents pharmacologiques qui ciblent divers aspects de la fonction cardiaque et des troubles du rythme. Ces médicaments sont classés en fonction de leurs mécanismes d'action et de leurs indications thérapeutiques, et ils sont administrés par voie intraveineuse (IV), intramusculaire (IM) ou endotrachéale (ET) en fonction de l'urgence de la situation et de l'état clinique du patient. Certains des médicaments ACLS couramment utilisés comprennent :

1. Épinéphrine : l'épinéphrine est un agent sympathomimétique puissant qui agit sur les récepteurs alpha et bêta-adrénergiques, entraînant une augmentation de la contractilité du myocarde, une vasoconstriction périphérique et une amélioration de la perfusion coronarienne. Il est indiqué dans le traitement de l'arrêt cardiaque,

de la bradycardie symptomatique et de l'hypotension sévère.

2. Amiodarone : L'amiodarone est un médicament antiarythmique qui présente des propriétés antiarythmiques de classe III en prolongeant la durée du potentiel d'action cardiaque et en inhibant les canaux potassiques. Il est utilisé dans la prise en charge de la fibrillation ventriculaire (FV), de la tachycardie ventriculaire (TV) sans pouls et de la TV instable réfractaire aux interventions initiales.

3. Adénosine : L'adénosine est un agent antiarythmique nucléosidique qui agit sur les récepteurs de l'adénosine dans le système de conduction cardiaque, provoquant un blocage nodal auriculo-ventriculaire (AV) transitoire. Il est indiqué pour mettre fin à la tachycardie paroxystique

supraventriculaire (PSVT) en interrompant les voies réentrantes dans le nœud AV.

4. Atropine : L'atropine est un médicament anticholinergique qui bloque les récepteurs muscariniques de l'acétylcholine, entraînant une augmentation de la fréquence cardiaque et une meilleure conduction auriculo-ventriculaire. Il est utilisé dans le traitement de la bradycardie symptomatique et de l'intoxication aux organophosphorés.

5. Vasopresseurs (par exemple, vasopressine, noradrénaline) : Les vasopresseurs sont des médicaments qui induisent une vasoconstriction et augmentent la résistance vasculaire systémique, améliorant ainsi les pressions de perfusion coronaire et cérébrale. Ils sont utilisés dans la prise en

charge de l'arrêt cardiaque et de l'hypotension sévère ne répondant pas à la réanimation liquidienne.
Indications et posologies

Les indications des médicaments ACLS reposent sur le rythme sous-jacent du patient, sa présentation clinique et sa réponse aux interventions initiales. Les prestataires de soins de santé doivent évaluer soigneusement l'état du patient et sélectionner le médicament et le schéma posologique appropriés en conséquence. Les posologies des médicaments ACLS peuvent varier en fonction de l'âge, du poids et des comorbidités du patient. Il est essentiel de consulter les lignes directrices de l'ACLS et les sources de référence sur les médicaments pour connaître les recommandations posologiques spécifiques. Voici quelques indications et posologies courantes des médicaments ACLS :

1. Épinéphrine : En cas d'arrêt cardiaque, la posologie recommandée d'épinéphrine est de 1 mg toutes les 3 à 5 minutes par voie IV ou IO. Pour la bradycardie, la dose initiale d'épinéphrine est de 2 à 10 mcg/min en perfusion continue, titrée pour atteindre la fréquence cardiaque souhaitée.

2. Amiodarone : En cas d'arrêt cardiaque, la dose initiale d'amiodarone est de 300 mg IV en bolus pour FV ou TV sans pouls, suivie d'une deuxième dose de 150 mg IV si nécessaire. Pour une TV stable, la dose recommandée d'amiodarone est de 150 mg IV pendant 10 minutes, suivie d'une perfusion d'entretien de 1 mg/min pendant 6 heures, puis de 0,5 mg/min par la suite.

3. Adénosine : Pour le traitement de la PSVT, la dose initiale d'adénosine est de 6 mg en bolus IV rapide suivi d'un rinçage salin de 20 mL. Si nécessaire, une deuxième dose de 12 mg peut être administrée si la dose initiale est inefficace.

4. Atropine : En cas de bradycardie symptomatique, la dose initiale d'atropine est de 0,5 mg IV toutes les 3 à 5 minutes, jusqu'à une dose totale maximale de 3 mg. Des doses plus élevées peuvent être nécessaires dans les cas graves d'intoxication aux organophosphorés.

5. Vasopresseurs : Les doses de vasopresseurs tels que la vasopressine et la noradrénaline varient en fonction de l'état clinique du patient et de sa réponse au traitement. Les posologies typiques vont de 0,01 à 0,04 unités/min pour la

vasopressine et de 0,1 à 0,5 mcg/kg/min pour la noradrénaline, administrées par perfusion continue.

Techniques administratives

Les médicaments ACLS sont généralement administrés par voie IV ou IO pour garantir un début d'action rapide et une administration optimale du médicament. Dans les situations d'urgence, les médicaments peuvent également être administrés via une sonde endotrachéale (TE) comme voie alternative si l'accès IV n'est pas facilement disponible. Des techniques appropriées d'administration des médicaments sont essentielles pour garantir un dosage précis, minimiser les complications et optimiser les résultats pour les patients. Voici quelques principes clés de l'administration des médicaments dans l'ACLS :

1. Accès IV : L'établissement d'un accès IV est une priorité dans l'AAPC pour faciliter l'administration de médicaments et de liquides. Les prestataires de soins de santé doivent sélectionner le site IV le plus approprié en fonction de l'état du patient et de l'accessibilité vasculaire. Les cathéters IV de gros calibre (par exemple, de calibre 18 ou plus) sont recommandés pour une administration rapide de médicaments et une réanimation liquidienne.

2. IV Push ou IV Infusion : les médicaments ACLS peuvent être administrés sous forme de bolus IV rapides ou de perfusions continues, en fonction de l'urgence de la situation et du profil pharmacocinétique souhaité. Les prestataires doivent connaître les

posologies recommandées, les débits de perfusion et les directives de dilution pour chaque médicament afin de garantir une administration sûre et efficace.

3. Compatibilité des médicaments : Il est essentiel de vérifier la compatibilité des médicaments ACLS avec les liquides IV et d'autres médicaments afin de prévenir les interactions médicamenteuses et les effets indésirables. Les prestataires doivent suivre les protocoles et les directives institutionnelles pour la préparation, la dilution et l'administration des médicaments afin de minimiser les erreurs et d'assurer la sécurité des patients.

4. Documentation : Une documentation précise de l'administration des médicaments est essentielle à la continuité des soins, à l'assurance qualité et à des fins juridiques. Les prestataires

doivent documenter le type, la dose, la voie, l'heure et la réponse aux médicaments ACLS dans le dossier médical du patient conformément aux politiques institutionnelles et aux exigences réglementaires.

En résumé, les médicaments ACLS jouent un rôle crucial dans la gestion des urgences cardiovasculaires en rétablissant et en maintenant la fonction cardiaque, en optimisant l'hémodynamique et en améliorant les résultats pour les patients. Les prestataires de soins de santé doivent connaître les indications, les posologies et les techniques d'administration des médicaments ACLS afin de pouvoir intervenir rapidement et efficacement dans des situations critiques. L'éducation, la formation continue et le respect des lignes directrices de l'ACLS sont essentiels pour garantir la

compétence et la préparation à répondre
aux urgences cardiaques dans la pratique
clinique.

CHAPITRE QUATRE

Gestion avancée des voies respiratoires

Les techniques avancées de gestion des voies respiratoires jouent un rôle essentiel en fournissant une oxygénation et une ventilation optimales aux patients en détresse respiratoire ou en arrêt cardiaque. Dans les scénarios Advanced Cardiovascular Life Support (ACLS), les prestataires de soins de santé doivent maîtriser diverses procédures avancées de gestion des voies respiratoires pour garantir un contrôle et un soutien efficaces des voies respiratoires. Cette section abordera trois techniques avancées clés de gestion des voies respiratoires : l'intubation endotrachéale, les dispositifs supraglottiques et les

techniques chirurgicales des voies respiratoires.
Intubation endotrachéale

L'intubation endotrachéale implique l'insertion d'une sonde endotrachéale à ballonnet (ETT) dans la trachée pour établir des voies respiratoires sécurisées et faciliter la ventilation mécanique. Il est considéré comme la référence en matière de gestion des voies respiratoires chez les patients gravement malades nécessitant une assistance ventilatoire prolongée. Voici un aperçu de la procédure d'intubation endotrachéale :

1. Préparation : Avant l'intubation, les prestataires de soins de santé doivent rassembler l'équipement nécessaire, notamment une sonde endotrachéale de taille appropriée, un laryngoscope avec lames, un dispositif d'aspiration, un dispositif sac-valve-masque (BVM) et

une source d'oxygène supplémentaire. De plus, les prestataires doivent assurer une sédation et une analgésie adéquates pour le confort et la coopération du patient.

2. Positionnement : Le patient doit être positionné en position de reniflement, avec la tête étendue et le cou fléchi pour aligner les axes buccal, pharyngé et laryngé. Un positionnement correct facilite une visualisation optimale des cordes vocales pendant la laryngoscopie.

3. Laryngoscopie : La lame du laryngoscope est insérée dans la bouche et la langue est déplacée pour exposer l'ouverture glottique. Le prestataire visualise ensuite les cordes vocales et manœuvre le tube endotrachéal à travers les cordes vocales jusqu'à la trachée sous visualisation directe.

4. Confirmation : Après la mise en place de la sonde, les prestataires doivent confirmer le placement correct de la sonde endotrachéale à l'aide d'une évaluation clinique (par exemple, élévation de la poitrine, bruits respiratoires), d'une capnographie de forme d'onde pour détecter le dioxyde de carbone de fin d'expiration (ETCO2) et d'une radiographie pulmonaire pour confirmation. de la position du tube.

5. Fixation du tube : Une fois le placement confirmé, le tube endotrachéal est fixé en place à l'aide de ruban adhésif ou de supports de tube du commerce pour éviter tout déplacement accidentel.

L'intubation endotrachéale nécessite des compétences, de l'expérience et une attention aux détails pour minimiser les complications telles que l'intubation œsophagienne, un traumatisme dentaire

ou un traumatisme des voies respiratoires. Une formation appropriée et une formation continue sont essentielles pour maintenir la maîtrise de cette technique avancée de gestion des voies respiratoires.
Dispositifs supraglottiques pour voies respiratoires

Les dispositifs supraglottiques (TAS) sont des dispositifs alternatifs de gestion des voies respiratoires qui sont insérés au-dessus de la glotte pour fournir des voies respiratoires brevetées et faciliter la ventilation. Contrairement à l'intubation endotrachéale, qui nécessite un passage à travers les cordes vocales, les SAD sont insérés aveuglément dans l'oropharynx et se situent au-dessus du larynx, se scellant autour de l'ouverture glottique. Voici un aperçu de l'insertion d'un dispositif respiratoire supraglottique :

1. Sélection : Il existe différents types de dispositifs respiratoires supraglottiques, notamment le masque laryngé (LMA), le tube laryngé (LT) et le combitube œsophagien-trachéal (ETC). Le choix de l'appareil dépend de l'anatomie du patient, de son état clinique et des préférences du prestataire.

2. Insertion : Le dispositif respiratoire supraglottique est inséré dans la bouche et avancé le long du palais dur jusqu'à ce qu'une résistance soit rencontrée. Le dispositif est ensuite tourné de 180 degrés et positionné sur la glotte. Une fois en place, le brassard est gonflé pour créer un joint autour de l'ouverture glottique.

3. Confirmation : Après l'insertion, les prestataires doivent confirmer le placement correct du dispositif respiratoire supraglottique en évaluant

l'élévation de la poitrine, les bruits respiratoires et la forme d'onde de capnographie. Un manque de soulèvement thoracique ou la présence de bruits gastriques peuvent indiquer une mauvaise position ou une fuite d'air.

4. Sécurisation du dispositif : Une fois le placement confirmé, le dispositif respiratoire supraglottique est fixé en place à l'aide de ruban adhésif ou de supports de tube commerciaux pour éviter tout déplacement.

Les dispositifs supraglottiques sont des outils précieux pour la gestion des voies respiratoires dans les situations où l'intubation endotrachéale peut être difficile ou contre-indiquée, comme un arrêt cardiaque hors de l'hôpital ou des scénarios de voies respiratoires difficiles. Ils offrent des avantages tels qu'une facilité d'insertion, un déploiement

rapide et un risque réduit de traumatisme des voies respiratoires par rapport à l'intubation endotrachéale.
Techniques chirurgicales des voies respiratoires

Les techniques chirurgicales des voies respiratoires, notamment la cricothyrotomie et la trachéotomie, impliquent la création d'un accès direct aux voies respiratoires à travers le cou afin d'établir des voies respiratoires brevetées dans des situations d'urgence où les méthodes conventionnelles de gestion des voies respiratoires ont échoué ou ne sont pas réalisables. Ces techniques sont considérées comme des mesures de dernier recours et ne doivent être pratiquées que par des prestataires de soins expérimentés dans des situations mettant la vie en danger. Voici un aperçu des techniques chirurgicales des voies respiratoires :

1.   Cricothyroïdotomie :   la cricothyroïdotomie consiste à pratiquer une incision chirurgicale à travers la membrane cricothyroïdienne, située entre les cartilages cricoïde et thyroïdes du cou. Un tube trachéal ou un cathéter de petit diamètre est ensuite inséré à travers l'incision dans la trachée pour établir une voie respiratoire.

2. Trachéotomie : La trachéotomie est une intervention chirurgicale qui consiste à créer une stomie (ouverture) dans la partie antérieure du cou et à insérer une canule de trachéotomie directement dans la trachée. Cette procédure peut être réalisée sous anesthésie locale ou générale dans un environnement contrôlé et est généralement réservée aux patients nécessitant une assistance ventilatoire à long terme.

Les techniques chirurgicales des voies respiratoires sont associées à des risques importants, notamment des saignements, des infections et des blessures aux structures environnantes. Ils ne doivent être envisagés que lorsque d'autres méthodes de gestion des voies respiratoires ont échoué ou ne sont pas réalisables, et les prestataires doivent être prêts à gérer les complications et à fournir un soutien continu aux voies respiratoires après la procédure.

En résumé, les techniques avancées de gestion des voies respiratoires constituent des compétences essentielles pour les prestataires de soins de santé impliqués dans la prise en charge de patients gravement malades. L'intubation endotrachéale, les dispositifs supraglottiques et les techniques chirurgicales des voies respiratoires ont chacun des indications, des avantages et des limites uniques, et les prestataires doivent être compétents dans la sélection et l'exécution de la technique appropriée en fonction de l'état clinique du patient, des considérations anatomiques et des ressources disponibles. Une formation continue, une éducation basée sur la simulation et le respect des lignes directrices fondées sur des données probantes sont essentiels pour maintenir les compétences en matière de gestion avancée des voies respiratoires et optimiser les résultats pour les patients.

CHAPITRE CINQ

Soins post-réanimation

Les soins post-réanimation sont une phase critique dans la prise en charge des patients qui ont obtenu un retour de circulation spontanée (ROSC) suite à un arrêt cardiaque. Cette phase se concentre sur la stabilisation du patient, l'optimisation de l'hémodynamique, la prévention des blessures secondaires et la résolution des causes sous-jacentes pour améliorer les résultats globaux. Dans cette section, nous discuterons des aspects clés des soins post-réanimation, notamment la gestion hémodynamique, la gestion de la température et l'évaluation neurologique.

Gestion hémodynamique

L'instabilité hémodynamique est courante après un arrêt cardiaque et peut résulter d'un dysfonctionnement myocardique, d'une inflammation systémique et d'une lésion d'ischémie-reperfusion. Une gestion hémodynamique efficace vise à maintenir une perfusion adéquate dans les organes vitaux tout en minimisant les complications telles que l'ischémie myocardique et l'œdème pulmonaire. Voici quelques principes clés de la gestion hémodynamique en soins post-réanimation :

1. Réanimation liquidienne : des liquides intraveineux peuvent être administrés pour optimiser la précharge et le débit cardiaque chez les patients hypotendus. Cependant, l'administration de liquides doit être judicieuse, car un volume excessif peut aggraver l'œdème pulmonaire et aggraver les résultats. Les

prestataires doivent surveiller la réactivité aux fluides et ajuster le traitement en conséquence.

2. Traitement vasopresseur : Des vasopresseurs tels que la noradrénaline ou la vasopressine peuvent être utilisés pour soutenir la tension artérielle et la résistance vasculaire systémique chez les patients présentant une hypotension persistante malgré une réanimation liquidienne. Ces médicaments aident à maintenir la pression de perfusion dans les organes vitaux et à améliorer l'hémodynamique globale.

3. Soutien inotrope : des agents inotropes tels que la dobutamine ou l'épinéphrine peuvent être envisagés chez les patients présentant des signes de dysfonctionnement myocardique ou de choc cardiogénique. Ces médicaments augmentent la contractilité du myocarde

et améliorent le débit cardiaque, améliorant ainsi la perfusion tissulaire.

4. Surveillance hémodynamique : Une surveillance hémodynamique continue, y compris une surveillance invasive de la pression artérielle et une surveillance de la pression veineuse centrale, peut être utilisée pour guider le traitement et optimiser l'hémodynamique. Les prestataires doivent viser une pression artérielle moyenne et une pression veineuse centrale adéquates pour garantir une perfusion tissulaire adéquate.

Gestion de la température

La gestion de la température joue un rôle crucial dans les soins post-réanimation, car les patients souffrent souvent d'un syndrome post-arrêt cardiaque caractérisé par une inflammation systémique, un stress oxydatif et des lésions neuronales. La gestion ciblée de la température (TTM) vise à prévenir les lésions cérébrales secondaires et à améliorer les résultats neurologiques en maintenant la normothermie ou en induisant une légère hypothermie thérapeutique. Voici un aperçu de la gestion de la température dans les soins post-réanimation :

1. Hypothermie thérapeutique : Une hypothermie thérapeutique légère (32-36°C) est recommandée pour les survivants dans le coma d'un arrêt cardiaque avec ROSC. L'hypothermie est induite et maintenue pendant 24 à 48 heures à l'aide de dispositifs de refroidissement superficiels ou intravasculaires. Il a été démontré que l'hypothermie thérapeutique réduit les lésions neurologiques et améliore la survie et les résultats neurologiques chez certains patients.

2. Normothermie : Chez les patients qui ne subissent pas d'hypothermie thérapeutique ou après la fin d'une thérapie de refroidissement, des efforts doivent être faits pour maintenir la normothermie (36-37°C). La normothermie aide à prévenir la fièvre et l'hyperthermie, qui sont associées à une demande métabolique accrue, à un œdème cérébral et à de mauvais résultats.

3. Surveillance de la température : Une surveillance continue de la température est essentielle pendant les soins post-réanimation pour garantir le respect des objectifs de température ciblés et détecter les fluctuations de température. Les prestataires doivent utiliser des dispositifs de surveillance de la température appropriés, tels que des cathéters vésicaux à demeure ou des

sondes œsophagiennes, pour une évaluation précise de la température.

4. Réchauffement : Une fois l'hypothermie thérapeutique terminée, un réchauffement progressif est effectué sur plusieurs heures pour minimiser l'hyperthermie de rebond et éviter les frissons. Les prestataires doivent surveiller les signes de frisson, d'instabilité hémodynamique et de déséquilibres électrolytiques pendant la phase de réchauffement.

Évaluation neurologique

L'évaluation neurologique est un élément fondamental des soins post-réanimation et implique l'évaluation du niveau de conscience, de la fonction neurologique et de la réponse aux stimuli du patient. Les lésions neurologiques sont une complication courante après un arrêt cardiaque et peuvent avoir un impact significatif sur les résultats pour les patients. Voici les aspects clés de l'évaluation neurologique dans les soins post-réanimation :

1. Échelle de coma de Glasgow (GCS) : L'échelle de coma de Glasgow est utilisée pour évaluer le niveau de conscience du patient en fonction de l'ouverture des yeux, de la réponse verbale et de la réponse motrice. Des évaluations GCS en série sont effectuées pour surveiller l'état neurologique et détecter les changements au fil du temps.

2. Examen neurologique : Un examen neurologique complet comprend l'évaluation des nerfs crâniens, de la fonction motrice, de la fonction sensorielle et des réflexes. Les prestataires doivent évaluer la taille et la

réactivité des pupilles, la fonction des nerfs crâniens et la force motrice pour détecter les signes de lésion ou de détérioration neurologique.

3. Neuroimagerie : des études de neuroimagerie, telles que la tomodensitométrie (TDM) ou l'imagerie par résonance magnétique (IRM), peuvent être indiquées pour évaluer les lésions cérébrales structurelles, les œdèmes cérébraux ou les hémorragies intracrâniennes chez les patients présentant des anomalies neurologiques ou une détérioration clinique.

4. Électroencéphalographie (EEG) : une surveillance EEG continue peut être utilisée pour évaluer l'activité convulsive, l'état de mal épileptique ou une lésion cérébrale ischémique chez les survivants comateux d'un arrêt cardiaque. La surveillance EEG peut aider à orienter les

décisions de traitement et le pronostic chez les patients présentant un état mental altéré.

5. Pronostic neurologique : Le pronostic neurologique consiste à estimer la probabilité d'une récupération neurologique significative en fonction de paramètres cliniques et neurophysiologiques. Les facteurs pronostiques comprennent la durée de l'arrêt cardiaque, la présence de myoclonies ou d'état de mal épileptique et les résultats de la neuroimagerie.

Une évaluation et une surveillance neurologiques efficaces sont essentielles pour identifier et gérer les complications neurologiques chez les patients post-réanimation. La détection précoce des lésions neurologiques permet une intervention rapide et une optimisation des soins pour améliorer les résultats et minimiser l'invalidité.

En conclusion, les soins post-réanimation englobent une approche multidisciplinaire de la prise en charge des patients suite à un arrêt cardiaque. La gestion hémodynamique se concentre sur l'optimisation de la perfusion et de l'apport d'oxygène, la gestion de la température vise à prévenir les lésions cérébrales secondaires et l'évaluation neurologique guide les décisions de traitement et le pronostic. En abordant ces aspects clés des soins post-réanimation, les prestataires de soins de santé peuvent améliorer les résultats et améliorer la qualité de vie des survivants d'un arrêt cardiaque.

CHAPITRE VI

Circonstances particulières dans l'ACLS

Les lignes directrices Advanced Cardiovascular Life Support (ACLS) fournissent un cadre pour la gestion des urgences cardiaques dans divers contextes cliniques. Cependant, certaines circonstances particulières nécessitent des approches adaptées pour garantir des résultats optimaux pour les patients. Dans cette section, nous explorerons l'ACLS dans des populations particulières de patients, notamment en pédiatrie, en grossesse et en gériatrie, ainsi que l'ACLS dans des situations particulières telles que les traumatismes, les empoisonnements et l'hypothermie.

ACLS dans des populations particulières de patients

1. Pédiatrie : Les arrêts cardiaques pédiatriques diffèrent des arrêts adultes en termes d'étiologie, de présentation et de prise en charge. Les principales différences incluent la prédominance des causes respiratoires, la prévalence plus élevée des rythmes pouvant être choquables (par exemple, fibrillation ventriculaire) et des considérations uniques dans le dosage des médicaments et la sélection de l'équipement. Les directives PALS (Pediatric Advanced Life Support) mettent l'accent sur la reconnaissance précoce, une ventilation efficace et une défibrillation appropriée dans les efforts de réanimation pédiatrique.

2. Grossesse : L'arrêt cardiaque pendant la grossesse pose des défis uniques en raison de changements physiologiques, d'une hémodynamique altérée et de

considérations liées au bien-être fœtal. Les lignes directrices de l'ACLS pendant la grossesse se concentrent sur le maintien de la circulation maternelle grâce à une RCP de haute qualité, une défibrillation lorsque cela est indiqué et la prise en compte de la césarienne périmortem (PMCS) en cas d'arrêt maternel avec des fœtus viables au-delà de 20 semaines de gestation.

3. Gériatrie : Les personnes âgées représentent un groupe démographique croissant dans les cas d'arrêt cardiaque, avec des comorbidités et des changements physiologiques liés à l'âge ayant un impact sur les résultats de la réanimation. L'ACLS en gériatrie met l'accent sur une évaluation minutieuse des causes réversibles, une utilisation judicieuse des médicaments et la prise en compte des comorbidités et de la fragilité dans la prise de décision. Les prestataires

doivent donner la priorité aux objectifs des discussions sur les soins et à la planification préalable des soins chez les patients âgés afin d'aligner les interventions sur les préférences et le pronostic des patients.
ACLS dans des situations spéciales

1. Traumatisme : L'arrêt cardiaque traumatique (ACT) présente des défis uniques en raison de blessures sous-jacentes, d'hémorragies et de la nécessité d'interventions chirurgicales immédiates. L'ACLS en traumatologie se concentre sur les principes de Advanced Trauma Life Support (ATLS), y compris la gestion des voies respiratoires, le contrôle des hémorragies et le transport rapide vers un centre de traumatologie. Les prestataires doivent donner la priorité aux interventions visant à traiter les causes réversibles d'arrestation tout

en se coordonnant avec les équipes de traumatologie pour les soins définitifs.

2. Empoisonnement : Les urgences toxicologiques peuvent entraîner des arythmies cardiaques, une dépression respiratoire et une instabilité hémodynamique nécessitant des interventions ACLS. La prise en charge d'un arrêt cardiaque lié à une intoxication implique des soins de soutien, l'administration d'un antidote et des mesures de décontamination, selon les indications. Les prestataires doivent consulter les centres antipoison et les spécialistes en toxicologie pour obtenir des conseils sur les antidotes spécifiques et les stratégies de traitement.

3. Hypothermie : une hypothermie accidentelle peut altérer la fonction cardiaque, la coagulation et le métabolisme, entraînant un arrêt

cardiaque et un dysfonctionnement de plusieurs organes. L'ACLS en hypothermie se concentre sur le réchauffement progressif, les soins de soutien et la correction des dérangements métaboliques. Les prestataires doivent éviter les mesures de réanimation agressives chez les patients gravement hypothermiques et donner la priorité aux stratégies de réchauffement pour restaurer la fonction physiologique.

En résumé, l'ACLS dans des circonstances particulières nécessite une approche nuancée qui prend en compte les besoins et les défis uniques de populations de patients spécifiques et de scénarios cliniques. Les prestataires doivent être familiers avec les variations des directives de réanimation pour la pédiatrie, la grossesse et la gériatrie, ainsi qu'adapter les protocoles ACLS pour faire face à des situations particulières telles que les traumatismes, les empoisonnements et l'hypothermie. En intégrant des soins centrés sur le patient, des pratiques fondées sur des données probantes et une collaboration interdisciplinaire, les prestataires de soins de santé peuvent optimiser les résultats dans des scénarios de réanimation complexes.

CHAPITRE SEPT

Dynamique d'équipe et communication

Dans les scénarios Advanced Cardiovascular Life Support (ACLS), une dynamique d'équipe et une communication efficaces sont essentielles pour garantir des soins aux patients coordonnés, efficaces et de haute qualité. Cette section approfondira les rôles et les responsabilités au sein d'une équipe de l'AATC, les stratégies de communication efficace et l'importance du débriefing et de l'amélioration continue de la qualité.

Rôles et responsabilités au sein de l'ACLS

1. Chef d'équipe : Le chef d'équipe supervise les efforts de réanimation, délègue des tâches et prend des décisions critiques concernant la prise en charge

des patients. Le chef d'équipe doit posséder de solides compétences en leadership, une expertise clinique et la capacité de coordonner efficacement les membres de l'équipe.

2. Gestion des voies respiratoires : les membres de l'équipe responsables de la gestion des voies respiratoires comprennent ceux qui effectuent l'intubation endotrachéale, administrent des auxiliaires des voies respiratoires (par exemple, des dispositifs supraglottiques) et fournissent une assistance respiratoire. Ces personnes doivent assurer le bon positionnement des voies respiratoires, la ventilation et l'oxygénation tout au long du processus de réanimation.

3. Compressions thoraciques : Les prestataires responsables des compressions thoraciques jouent un rôle

crucial dans le maintien de la circulation et de la perfusion vers les organes vitaux. Ils doivent effectuer des compressions thoraciques de haute qualité conformément aux directives de l'ACLS, y compris une profondeur, une fréquence et un recul adéquats.

4. Administration des médicaments : les personnes chargées de l'administration des médicaments doivent préparer, administrer et documenter les médicaments ACLS comme indiqué en fonction du rythme et de l'état clinique du patient. Ils doivent connaître les posologies, les indications, les contre-indications et les effets indésirables potentiels des médicaments.

5. Opérateur du moniteur/défibrillateur : L'opérateur du moniteur/défibrillateur est chargé d'évaluer le rythme cardiaque du patient, d'administrer des chocs de

défibrillation lorsque cela est indiqué et d'interpréter les lectures du moniteur. Ils doivent maîtriser la reconnaissance du rythme et être habiles à utiliser l'équipement de défibrillation.

6. Personnel de soutien : Le personnel de soutien, y compris les infirmières, les inhalothérapeutes et les ambulanciers paramédicaux, joue un rôle essentiel en fournissant un soutien auxiliaire, en obtenant de l'équipement et des fournitures, en documentant les interventions et en aidant aux soins des patients selon les directives du chef d'équipe.
Communication d'équipe efficace

1. Communication en boucle fermée : la communication en boucle fermée implique que l'expéditeur lance un message, que le destinataire accuse réception du message et que l'expéditeur

confirme sa compréhension du message. Cette technique de communication permet d'éviter les erreurs, garantit la clarté des instructions et favorise la compréhension mutuelle entre les membres de l'équipe.

2. Communication claire et concise : les membres de l'équipe doivent communiquer de manière claire, concise et sans ambiguïté pour transmettre efficacement les informations critiques. Éviter le jargon, utiliser une terminologie standardisée et parler lentement et délibérément améliore la précision et la compréhension de la communication dans des situations très stressantes.

3. Format Situation-Contexte-Évaluation-Recommandation (SBAR) : SBAR est un outil de communication structuré utilisé pour transmettre des informations

importantes de manière systématique. Il comprend la situation (ce qui se passe), le contexte (informations cliniques pertinentes), l'évaluation (constatations actuelles) et la recommandation (plan d'action proposé). SBAR facilite la communication organisée et favorise une compréhension partagée entre les membres de l'équipe.

4. Commentaires en boucle fermée : fournir et recevoir des commentaires de manière constructive est essentiel pour optimiser les performances de l'équipe et promouvoir l'amélioration continue. Après des événements critiques ou des simulations, les membres de l'équipe doivent participer à des séances de débriefing pour réfléchir aux performances, identifier les domaines à améliorer et mettre en œuvre des actions correctives.

Débriefing et amélioration continue de la qualité

1. Séances de débriefing : Le débriefing implique des discussions structurées suivant les scénarios de l'AATC pour examiner les performances de l'équipe, identifier les points forts et les domaines à améliorer, et faciliter l'apprentissage et le développement des compétences. Les séances de débriefing offrent aux membres de l'équipe l'occasion de réfléchir à leurs actions, de partager des idées et de mettre en œuvre des stratégies pour améliorer les performances futures.

2. Analyse des causes profondes (RCA) : L'analyse des causes profondes est un processus systématique permettant d'enquêter sur les événements indésirables, les quasi-accidents ou les événements sentinelles afin d'identifier

les causes sous-jacentes et les facteurs contributifs. RCA implique la participation d'une équipe multidisciplinaire, la collecte et l'analyse de données, ainsi que la mise en œuvre de mesures correctives pour prévenir les récidives et améliorer la sécurité des patients.

3. Amélioration continue de la qualité (ACQ) : L'ACQ implique une surveillance, une évaluation et un perfectionnement continus des processus et des pratiques pour obtenir des résultats optimaux pour les patients et améliorer les performances organisationnelles. Les initiatives CQI peuvent inclure des mesures de performance, des analyses comparatives, des examens par les pairs et des projets d'amélioration de la qualité visant à combler les lacunes identifiées et à mettre en œuvre les meilleures pratiques.

En résumé, une dynamique d'équipe et une communication efficace font partie intégrante des efforts de réanimation réussis de l'ACLS. En clarifiant les rôles et les responsabilités, en utilisant des techniques de communication structurées et en participant à des activités de débriefing et d'amélioration continue de la qualité, les équipes de l'ACLS peuvent optimiser les performances, améliorer les soins aux patients et améliorer les résultats dans des situations très stressantes et urgentes.

CHAPITRE HUIT

Scénarios de simulation et de pratique dans la formation ACLS

Les scénarios d'apprentissage et de pratique basés sur la simulation jouent un rôle crucial dans la préparation des prestataires de soins de santé à gérer efficacement les urgences cardiaques. Ces stratégies éducatives permettent aux prestataires d'appliquer leurs connaissances théoriques, d'améliorer leurs compétences cliniques et de développer leur confiance dans des scénarios de réanimation réels. Cette section explorera les principes de l'apprentissage basé sur la simulation, l'importance des études de cas et des scénarios de pratique, ainsi que la valeur de la pratique des compétences pratiques dans la formation ACLS.

Apprentissage basé sur la simulation

L'apprentissage basé sur la simulation implique l'utilisation de scénarios réalistes, de mannequins haute fidélité et de rencontres simulées avec des patients pour reproduire des situations cliniques dans un environnement contrôlé. Cette approche d'apprentissage expérientiel offre aux prestataires de soins de santé la possibilité de mettre en pratique leurs compétences en matière de pensée critique, de prise de décision et de travail d'équipe dans un environnement sûr et favorable. Les principes clés de l'apprentissage par simulation dans la formation ACLS comprennent :

1. Conception de scénarios : Les scénarios de simulation doivent être conçus pour imiter les situations cliniques réelles rencontrées lors d'urgences cardiaques, telles que la fibrillation ventriculaire, la

tachycardie ventriculaire sans pouls ou la bradycardie symptomatique. Les scénarios doivent être réalistes, stimulants et conformes aux lignes directrices de l'AATC afin de promouvoir un engagement et un apprentissage actifs.

2. Apprentissage basé sur les objectifs : les activités de simulation doivent être alignées sur des objectifs d'apprentissage spécifiques et des mesures de performance pour évaluer la compétence et la maîtrise des compétences de l'AATC. Les objectifs d'apprentissage peuvent inclure la maîtrise des algorithmes, une communication d'équipe efficace et une prise de décision rapide en réponse à l'évolution de l'état des patients.

3. Rétroaction et débriefing : les séances de rétroaction et de débriefing sont des éléments essentiels de l'apprentissage

basé sur la simulation, offrant des opportunités de réflexion, d'auto-évaluation et de rétroaction constructive de la part des instructeurs et des pairs. Les séances de débriefing doivent être animées de manière encourageante et sans jugement, en se concentrant sur les points forts, les domaines à améliorer et les stratégies pour améliorer les performances.

4. Collaboration interprofessionnelle : les scénarios de simulation offrent des opportunités de collaboration interprofessionnelle et de travail d'équipe entre les prestataires de soins de diverses disciplines, notamment les médecins, les infirmières, les ambulanciers paramédicaux et les inhalothérapeutes. La pratique collaborative améliore la communication, la coordination et la compréhension mutuelle dans la gestion des urgences cardiaques complexes.

Études de cas et scénarios de pratique

Les études de cas et les scénarios pratiques offrent aux apprenants des opportunités structurées d'appliquer leurs connaissances théoriques et leurs compétences cliniques lors de rencontres simulées avec des patients. Ces activités d'apprentissage interactives engagent les apprenants dans des processus de résolution de problèmes, de raisonnement critique et de prise de décision pertinents pour les interventions de l'AATC. Les éléments clés des études de cas et des scénarios pratiques comprennent :

1. Scénarios réalistes : les études de cas et les scénarios de pratique doivent refléter les affections cardiaques courantes et à haut risque rencontrées dans la pratique clinique, telles que l'infarctus aigu du myocarde, le choc cardiogénique ou les

arythmies d'origine médicamenteuse. Les scénarios doivent être adaptés aux besoins éducatifs et aux niveaux d'expérience clinique des apprenants.

2. Participation active : Les apprenants doivent participer activement aux études de cas et aux scénarios de pratique, en assumant des rôles correspondant à leurs responsabilités cliniques et à leurs niveaux de compétences. La participation active favorise l'engagement, la collaboration et l'apprentissage expérientiel, conduisant à une meilleure rétention et application des connaissances et des compétences.

3. Réflexion guidée : à la suite d'études de cas et de scénarios pratiques, les apprenants doivent s'engager dans des exercices de réflexion guidée pour faire un compte rendu de leurs performances, identifier les points forts et les domaines

à améliorer et élaborer des plans d'action pour améliorer leurs compétences. La réflexion guidée encourage l'auto-évaluation, la pensée critique et l'apprentissage continu.

4. Complexité progressive : les études de cas et les scénarios de pratique peuvent être conçus pour augmenter en complexité et en difficulté à mesure que les apprenants progressent dans la formation ACLS. La complexité progressive met les apprenants au défi d'appliquer des concepts et des interventions de plus en plus avancés, les préparant à gérer des situations cliniques diverses et difficiles.

Pratique des compétences pratiques

La pratique des compétences pratiques est une composante essentielle de la formation ACLS, permettant aux apprenants de développer leurs compétences dans la réalisation d'interventions critiques telles que la réanimation cardio-pulmonaire (RCR), la défibrillation et l'administration de médicaments. La pratique pratique améliore la mémoire musculaire, les compétences procédurales et la confiance nécessaire pour répondre aux urgences cardiaques. Les éléments clés de la pratique des compétences pratiques comprennent :

1. Compétences de base en réanimation (BLS) : La pratique des compétences pratiques commence par la maîtrise des compétences de base en réanimation (BLS), notamment les compressions thoraciques, la respiration artificielle et l'utilisation d'un défibrillateur externe

automatisé (DEA). Les apprenants doivent démontrer leur maîtrise des techniques BLS avant de passer aux interventions ACLS.

2. Scénarios simulés : la pratique des compétences pratiques doit être intégrée à des scénarios simulés pour contextualiser l'application des compétences dans des contextes cliniques réalistes. Les scénarios simulés permettent aux apprenants d'appliquer les interventions BLS et ACLS de manière séquentielle, renforçant ainsi l'intégration des connaissances et des compétences dans les soins aux patients.

3. Rétroaction et coaching : les instructeurs doivent fournir une rétroaction et un encadrement en temps réel lors des séances pratiques de pratique des compétences, en se concentrant sur la technique appropriée,

la précision et l'efficacité. Les commentaires doivent être spécifiques, exploitables et encourageants, guidant les apprenants vers la maîtrise des compétences et des algorithmes de l'ACLS.

4. Répétition et renforcement : la pratique des compétences pratiques doit être répétée et renforcée régulièrement tout au long de la formation de l'AATC pour garantir la rétention et la compétence. Les apprenants doivent avoir la possibilité de s'exercer délibérément, de recevoir des commentaires et des mesures correctives si nécessaire pour parvenir à la maîtrise des compétences et à avoir confiance en leurs capacités.

En conclusion, l'apprentissage basé sur la simulation, les études de cas et la pratique des compétences pratiques font partie intégrante de la formation ACLS, offrant aux apprenants des opportunités d'apprentissage immersives, interactives et expérientielles. En s'engageant dans des scénarios réalistes, en appliquant les connaissances théoriques à la pratique clinique et en maîtrisant les compétences essentielles grâce à la pratique pratique, les prestataires de soins de santé peuvent se préparer efficacement à la gestion des urgences cardiaques et à l'amélioration des résultats pour les patients dans des contextes cliniques réels.

CHAPITRE NEUF

Certification et renouvellement de l'ACLS

La certification Advanced Cardiovascular Life Support (ACLS) est un titre essentiel pour les prestataires de soins de santé impliqués dans la gestion des urgences cardiaques. La certification garantit que les prestataires possèdent les connaissances, les aptitudes et les compétences nécessaires pour fournir des soins de réanimation efficaces conformément aux directives et meilleures pratiques en vigueur. Cette section explorera le processus de certification, les exigences de renouvellement et les opportunités de formation continue pour maintenir la certification ACLS.

Processus de certification

Le processus de certification de l'ACLS implique généralement la réalisation d'un cours de formation standardisé suivi de la réussite d'un examen écrit et d'une évaluation des compétences. Voici un aperçu du processus de certification :

1. Cours de formation ACLS : les prestataires de soins de santé souhaitant obtenir la certification ACLS doivent suivre un cours de formation ACLS standardisé accrédité par des organisations telles que l'American Heart Association (AHA) ou la Croix-Rouge américaine. Le programme du cours couvre les concepts de base de l'ACLS, notamment la reconnaissance et la gestion de l'arrêt cardiaque, la gestion des voies respiratoires, l'interprétation du rythme et l'administration de médicaments.

2. Examen écrit : après avoir terminé le cours de formation ACLS, les prestataires doivent réussir un examen écrit pour démontrer leur connaissance des algorithmes, des protocoles et des lignes directrices de l'ACLS. L'examen peut être administré sous forme papier traditionnelle ou en ligne via des plateformes de test informatisées.

3. Évaluation des compétences : en plus de l'examen écrit, les prestataires doivent réussir une évaluation des compétences pour démontrer leur compétence dans la réalisation d'interventions ACLS telles que la réanimation cardio-pulmonaire (RCR), la défibrillation, la gestion des voies respiratoires et l'administration de médicaments. Les évaluations de compétences sont généralement menées dans un environnement clinique simulé avec des scénarios et des critères de performance standardisés.

4. Délivrance de la certification : Après avoir réussi l'examen écrit et l'évaluation des compétences, les prestataires reçoivent la certification ACLS, indiquant leur compétence dans la gestion des urgences cardiaques conformément aux lignes directrices et aux normes établies. La certification est généralement valable pour une période spécifiée, généralement deux ans, après quoi un renouvellement est requis.
Exigences de renouvellement

Le renouvellement de la certification ACLS est nécessaire pour garantir que les prestataires de soins de santé maintiennent à jour leurs connaissances et compétences en soins de réanimation. Les exigences de renouvellement peuvent varier en fonction de l'organisme de certification, mais incluent généralement l'achèvement d'une formation de recyclage, la réussite d'un examen de renouvellement et le respect des exigences de formation continue. Voici les exigences courantes en matière de renouvellement :

1. Formation de recyclage : le renouvellement de la certification de l'ACLS implique généralement la réalisation d'un cours de formation de recyclage ou d'un cours de mise à jour conçu pour revoir les concepts clés, les mises à jour et les modifications apportées aux lignes directrices de l'ACLS depuis la certification initiale du fournisseur. Une formation de recyclage peut être proposée en personne ou en ligne et couvre des sujets fondamentaux de l'ACLS, notamment les algorithmes, les protocoles et les interventions.

2. Examen de renouvellement : Les fournisseurs souhaitant renouveler leur

certification ACLS peuvent être tenus de passer un examen de renouvellement pour évaluer la rétention des connaissances et les compétences dans les concepts de l'AATC. L'examen de renouvellement peut avoir un format similaire à celui de l'examen de certification initial et couvrir les lignes directrices mises à jour et les meilleures pratiques en matière de soins de réanimation.

3. Formation continue : Le renouvellement de la certification ACLS nécessite souvent l'achèvement de crédits ou d'unités de formation continue pour démontrer un développement professionnel continu et un engagement dans l'apprentissage tout au long de la vie. Les opportunités de formation continue peuvent inclure la participation à des conférences, des ateliers, des séminaires, des cours en ligne et des

modules d'auto-apprentissage axés sur des sujets pertinents à l'AATC.

4. Vérification des compétences : certains organismes de certification peuvent exiger que les prestataires se soumettent à une vérification des compétences ou à une évaluation des compétences pour garantir la maîtrise des interventions ACLS, telles que la RCR, la défibrillation et l'administration de médicaments. La vérification des compétences peut être effectuée au moyen de séances de pratique observées, de listes de contrôle des compétences ou d'évaluations basées sur la simulation.
Possibilités de formation continue

La formation continue est un élément essentiel pour maintenir la certification ACLS et rester au courant des progrès de la science de la réanimation et de la pratique clinique. Les prestataires de soins de santé ont accès à une variété d'opportunités de formation continue pour répondre aux exigences de renouvellement et améliorer leurs connaissances et compétences en ACLS. Voici quelques opportunités courantes de formation continue :

1. Cours de formation avancée : les prestataires peuvent participer à des cours de formation avancée et à des ateliers axés sur des sujets spécialisés au sein de l'ACLS, tels que la gestion avancée des voies respiratoires, l'interprétation du rythme cardiaque, les soins post-réanimation et la réanimation pédiatrique. Ces cours offrent un enseignement approfondi, une pratique pratique et des opportunités de perfectionnement des compétences.

2. Modules d'apprentissage en ligne : les plateformes d'apprentissage en ligne

offrent une option pratique et flexible pour répondre aux exigences de formation continue. Les fournisseurs peuvent accéder à des modules interactifs, des webinaires et des cours à votre rythme couvrant un large éventail de sujets de l'AATC, notamment des études de cas, des algorithmes et des pratiques fondées sur des preuves.

3. Conférences et symposiums médicaux : la participation à des conférences médicales, des symposiums et des réunions professionnelles offre des opportunités de réseautage, d'échange de connaissances et d'exposition aux dernières recherches et développements en science de la réanimation. Les prestataires peuvent participer à des sessions éducatives, des tables rondes et des ateliers pratiques animés par des experts dans le domaine.

4. Abonnements à des revues et publications : L'abonnement à des revues médicales et à des publications axées sur la médecine d'urgence, les soins intensifs et la cardiologie permet aux prestataires de rester informés des recherches actuelles, des directives cliniques et des meilleures pratiques en matière d'ACLS. La lecture d'articles de revues, d'articles de synthèse et de directives cliniques fournit des informations précieuses sur les tendances émergentes et les interventions fondées sur des preuves.

En conclusion, la certification et le renouvellement de l'ACLS sont des processus essentiels pour les prestataires de soins responsables de la gestion des urgences cardiaques. En suivant des cours de formation standardisés, en réussissant des examens écrits et en maintenant un développement professionnel continu grâce à des opportunités de formation continue, les prestataires peuvent garantir la maîtrise des concepts, des interventions et des protocoles de l'ACLS. Le renouvellement de la certification ACLS favorise des soins aux patients de haute qualité, améliore la sécurité des patients et démontre l'engagement envers l'excellence dans la pratique de la réanimation.

CHAPITRE DIX

Lignes directrices et mises à jour de l'ACLS

Les lignes directrices Advanced Cardiovascular Life Support (ACLS) constituent la pierre angulaire des soins de réanimation, fournissant des recommandations et des algorithmes fondés sur des preuves pour la gestion des urgences cardiaques. Les mises à jour régulières des lignes directrices de l'ACLS reflètent les progrès de la science de la réanimation, les nouveaux résultats de recherche et l'évolution des meilleures pratiques. Cette section explorera l'importance des lignes directrices de l'AATC, le processus d'élaboration des lignes directrices et les mises à jour récentes qui ont façonné la pratique de la réanimation.

Importance des lignes directrices de l'AATC

Les lignes directrices de l'ACLS jouent un rôle essentiel dans la normalisation des soins et l'amélioration des résultats pour les patients victimes d'un arrêt cardiaque et d'autres urgences potentiellement mortelles. Ces lignes directrices fournissent une approche systématique de la réanimation, garantissant que les prestataires de soins de santé suivent des protocoles et des algorithmes fondés sur des preuves pour optimiser les soins aux patients. Les principales raisons pour lesquelles les lignes directrices de l'AATC sont importantes comprennent :

1. Standardisation des soins : Les lignes directrices de l'ACLS établissent des normes de soins uniformes pour la gestion des urgences cardiaques, quel que soit le milieu de soins ou le niveau

d'expérience du prestataire. La normalisation favorise la cohérence, réduit la variabilité de la pratique et améliore la qualité des soins prodigués aux patients.

2. Pratique fondée sur des preuves : les lignes directrices de l'ACLS sont basées sur les dernières preuves scientifiques, la recherche clinique et le consensus d'experts. En intégrant des recommandations fondées sur des données probantes, les lignes directrices reflètent les interventions et stratégies les plus efficaces pour améliorer les résultats en cas d'arrêt cardiaque et d'autres situations mettant la vie en danger.

3. Promotion des meilleures pratiques : les lignes directrices de l'ACLS favorisent l'utilisation des meilleures pratiques et des interventions éprouvées qui ont démontré leur capacité à augmenter les

taux de survie et les résultats neurologiquement intacts chez les patients réanimés. En adhérant aux lignes directrices, les prestataires de soins de santé peuvent prodiguer des soins conformes aux normes et recommandations actuelles.

4. Éducation et formation continues : les lignes directrices de l'ACLS servent de base à l'éducation, à la formation et au développement professionnel continus en soins de réanimation. Les prestataires utilisent des lignes directrices pour mettre à jour leurs connaissances, améliorer leurs compétences et rester informés des progrès de la science et de la pratique de la réanimation.
Processus d'élaboration des lignes directrices

L'élaboration des lignes directrices de l'ACLS implique un processus rigoureux et systématique dirigé par des groupes d'experts et des organisations telles que l'American Heart Association (AHA) et le European Resuscitation Council (ERC). Le processus comprend généralement les étapes suivantes :

1. Revue de la littérature : des groupes d'experts effectuent des revues de littérature complètes pour identifier les études de recherche, les essais cliniques, les revues systématiques et les méta-analyses pertinents liés à la science de la réanimation. Ces données probantes constituent la base des recommandations et des mises à jour des lignes directrices.

2. Évaluation des preuves : La qualité des preuves est évaluée à l'aide de critères établis, tels que le cadre GRADE (Grading of Recommendations, Assessment, Development, and

Evaluation). Les études sont évaluées en fonction de facteurs tels que la conception de l'étude, la taille de l'échantillon, la rigueur méthodologique et la cohérence des résultats.

3. Consensus d'experts : des groupes d'experts se réunissent pour examiner les preuves, discuter des principales conclusions et élaborer des recommandations fondées sur un consensus à inclure dans les lignes directrices. Les membres du panel comprennent des cliniciens, des chercheurs, des éducateurs et d'autres parties prenantes possédant une expertise en médecine de réanimation.

4. Rédaction de lignes directrices : sur la base de décisions consensuelles, des lignes directrices sont rédigées, décrivant des algorithmes, des protocoles et des recommandations pour la gestion des

urgences cardiaques, y compris l'arrêt cardiaque, les syndromes coronariens aigus et les accidents vasculaires cérébraux. Le projet de lignes directrices fait l'objet de plusieurs révisions et examens pour garantir l'exactitude, la clarté et l'alignement avec les preuves actuelles.

5. Examen par les pairs : les projets de lignes directrices sont soumis à un examen rigoureux par les pairs par des experts externes et des parties prenantes pour solliciter des commentaires, identifier les préjugés ou conflits d'intérêts potentiels et combler toute lacune ou limite dans les recommandations. L'examen par les pairs garantit la crédibilité et la validité des lignes directrices.

6. Publication et diffusion : Une fois finalisées, les lignes directrices sont

publiées dans des revues à comité de lecture et diffusées aux prestataires de soins de santé, aux organisations et au public par divers canaux, notamment les sociétés professionnelles, les sites Web, les programmes éducatifs et les conférences.

Mises à jour récentes des lignes directrices de l'ACLS

Les mises à jour récentes des lignes directrices de l'AATC se sont concentrées sur plusieurs domaines clés, notamment :

1. Gestion de l'arrêt cardiaque : les mises à jour ont souligné l'importance d'une RCR de haute qualité, d'une défibrillation précoce et d'interruptions minimales des compressions thoraciques pour optimiser les résultats en cas d'arrêt cardiaque. Les

nouvelles recommandations incluent l'utilisation d'applications pour smartphones pour faciliter la RCP des spectateurs et l'intégration de défibrillateurs externes automatisés (DEA) dans les programmes de défibrillation accessibles au public.

2. Prise en charge des voies respiratoires : les lignes directrices ont évolué pour donner la priorité au placement avancé et précoce des voies respiratoires chez certains patients en cours d'arrêt cardiaque, en mettant l'accent sur les dispositifs respiratoires supraglottiques comme alternative à l'intubation endotrachéale. Les mises à jour abordent également l'utilisation de la capnographie de forme d'onde pour confirmer le placement de la sonde endotrachéale et surveiller l'efficacité de la ventilation.

3. Soins post-réanimation : des mises à jour récentes ont souligné l'importance de la gestion ciblée de la température (TTM) et de l'optimisation hémodynamique dans les soins post-arrêt cardiaque pour améliorer les résultats neurologiques et réduire la mortalité. Les lignes directrices mettent l'accent sur la mise en œuvre de protocoles fondés sur des données probantes pour les soins post-réanimation, notamment le contrôle de la température, la surveillance hémodynamique et le neuro pronostic.

4. Administration des médicaments : les mises à jour ont affiné les recommandations concernant l'administration de médicaments en cas d'arrêt cardiaque, notamment l'utilisation d'épinéphrine, de vasopressine et d'agents antiarythmiques. De nouvelles preuves

ont influencé les stratégies de dosage, le moment de l'administration des médicaments et le rôle des thérapies d'appoint en réanimation.

5. Circonstances particulières : Les lignes directrices ont abordé les circonstances particulières de l'ACLS, telles que la réanimation pendant la grossesse, l'arrêt cardiaque pédiatrique et les urgences associées aux opioïdes. Les mises à jour fournissent des recommandations et des algorithmes personnalisés pour gérer ces scénarios cliniques complexes, en tenant compte des différences physiologiques, des défis uniques et des interventions fondées sur des preuves.

6. RCP par télécommunication : les mises à jour ont incorporé des recommandations pour la RCP par télécommunication, mettant l'accent sur le rôle des instructions de RCP assistées

par le répartiteur et de l'encadrement assisté par le répartiteur pour améliorer les taux et les résultats de la RCP des spectateurs. Les lignes directrices fournissent des protocoles permettant aux répartiteurs de guider les appelants tout au long de l'initiation de la RCR, des techniques de compression thoracique et de l'utilisation du DAE jusqu'à l'arrivée des services d'urgence.

7. Défibrillation à accès public : les lignes directrices ont élargi les recommandations relatives aux programmes de défibrillation à accès public, préconisant un déploiement généralisé des DAE dans les lieux publics, les lieux de travail et les milieux communautaires. Les mises à jour incluent des stratégies de placement, de maintenance et d'accessibilité des DAE afin de maximiser la défibrillation

précoce et d'améliorer la survie en cas d'arrêt cardiaque soudain.

8. Dynamique d'équipe et communication : des mises à jour récentes ont souligné l'importance d'une dynamique d'équipe et d'une communication efficaces dans les scénarios ACLS. Les lignes directrices mettent l'accent sur des rôles et des responsabilités clairs, une communication en boucle fermée et un débriefing structuré pour améliorer la coordination, la prise de décision et les performances pendant les efforts de réanimation.

En conclusion, les lignes directrices et les mises à jour de l'ACLS jouent un rôle essentiel dans l'élaboration des pratiques de réanimation, l'amélioration des résultats pour les patients et l'avancement du domaine de la médecine d'urgence. En fournissant des recommandations fondées sur des preuves, des algorithmes standardisés et des meilleures pratiques pour gérer les urgences cardiaques, les lignes directrices permettent aux prestataires de soins de santé de fournir des soins de haute qualité dans des situations de stress élevé et de délais critiques. Les organismes de santé, les prestataires et les éducateurs doivent rester informés des directives et des mises à jour de l'ACLS pour garantir le respect des normes de soins actuelles et optimiser la survie et la récupération des patients après un arrêt cardiaque et d'autres urgences potentiellement mortelles. La recherche, la collaboration et l'innovation en cours continueront de faire progresser les lignes directrices de l'ACLS, améliorant ainsi la qualité, l'efficacité et l'accessibilité des soins de réanimation dans le monde entier.

CONCLUSION

Dans ce guide complet sur les soins avancés de réanimation cardiovasculaire (ACLS) pour débutants, nous avons exploré divers aspects de l'ACLS, notamment son importance, ses concepts clés, ses algorithmes, ses médicaments, la gestion des voies respiratoires, les soins post-réanimation, les circonstances particulières, la dynamique d'équipe, la certification, et des lignes directrices. En conclusion, récapitulons les concepts clés abordés et soulignons l'importance de la formation ACLS en soins de santé.

Récapitulatif des concepts clés

1. Présentation de l'ACLS : L'ACLS est un ensemble d'interventions cliniques et d'algorithmes visant à gérer les urgences cardiaques telles que l'arrêt cardiaque, la

bradycardie, la tachycardie et l'activité électrique sans pouls. Cela implique une approche systématique de la réanimation, intégrant une RCR de haute qualité, une défibrillation, une gestion des voies respiratoires et une administration de médicaments.

2. Algorithmes : les algorithmes ACLS fournissent des conseils étape par étape pour gérer des rythmes cardiaques et des scénarios cliniques spécifiques. La compréhension et la maîtrise des algorithmes ACLS sont essentielles pour les prestataires de soins de santé impliqués dans les efforts de réanimation.

3. Médicaments : les médicaments ACLS comprennent des vasopresseurs, des antiarythmiques et des thérapies d'appoint utilisées pour rétablir la circulation et traiter les causes

sous-jacentes de l'arrêt cardiaque et d'autres affections potentiellement mortelles.

4. Gestion des voies respiratoires : une gestion efficace des voies respiratoires est cruciale dans les scénarios ACLS pour garantir une oxygénation et une ventilation adéquates. Les techniques comprennent l'intubation endotrachéale, les dispositifs respiratoires supraglottiques et les techniques chirurgicales des voies respiratoires.

5. Soins post-réanimation : les soins post-réanimation se concentrent sur l'optimisation de l'hémodynamique, le maintien du contrôle de la température et l'évaluation de la fonction neurologique pour améliorer les résultats et prévenir les complications chez les patients réanimés.

6. Circonstances particulières : les protocoles de l'ACLS peuvent varier selon des populations de patients particulières telles que la pédiatrie, la grossesse et la gériatrie, ainsi que dans des situations particulières telles que les traumatismes, les empoisonnements et l'hypothermie. Des approches sur mesure sont nécessaires pour répondre aux défis et considérations uniques dans ces scénarios.

7. Dynamique d'équipe : Une dynamique d'équipe et une communication efficaces sont essentielles dans les scénarios ACLS pour garantir des soins aux patients coordonnés, efficaces et de haute qualité. Des rôles et des responsabilités clairs, une communication en boucle fermée et des séances de débriefing contribuent à une performance optimale de l'équipe.

8. Certification et lignes directrices : La certification ACLS et le respect des lignes directrices mises à jour sont essentiels pour que les prestataires de soins de santé maintiennent leurs compétences, dispensent des soins fondés sur des données probantes et améliorent les résultats pour les patients en cas d'urgence cardiaque.
Importance de la formation ACLS

La formation ACLS est indispensable pour les prestataires de soins de santé dans diverses spécialités et contextes. Voici pourquoi la formation ACLS est cruciale :

1. Compétences en matière de sauvetage : la formation ACLS donne aux prestataires de soins de santé les connaissances, les compétences et la confiance nécessaires pour gérer efficacement les urgences cardiaques et

potentiellement sauver des vies. Une intervention rapide et le respect des protocoles ACLS peuvent améliorer considérablement les résultats pour les patients victimes d'un arrêt cardiaque et d'autres affections potentiellement mortelles.

2. Soins standardisés : la formation ACLS garantit que les prestataires de soins de santé suivent des protocoles et des algorithmes standardisés basés sur les dernières preuves et les meilleures pratiques. La normalisation favorise la cohérence, réduit les erreurs et améliore la qualité des soins prodigués dans des situations très stressantes et urgentes.

3. Collaboration interdisciplinaire : la formation ACLS favorise la collaboration interdisciplinaire et le travail d'équipe entre les prestataires de soins de santé de diverses disciplines, notamment les

médecins, les infirmières, les ambulanciers paramédicaux et les inhalothérapeutes. Une communication, une coordination et un soutien mutuel efficaces sont essentiels pour optimiser les soins aux patients et les résultats dans les scénarios ACLS.

4. Développement professionnel : La formation ACLS sert de base au développement professionnel continu et à l'apprentissage continu en médecine de réanimation. Les prestataires de soins de santé doivent se tenir au courant des mises à jour des lignes directrices, des algorithmes et des techniques de l'ACLS pour maintenir leurs compétences et fournir des soins de haute qualité aux patients.

5. Sécurité des patients : la formation ACLS améliore la sécurité des patients en préparant les prestataires de soins de

santé à répondre rapidement, efficacement et efficacement aux urgences cardiaques. En adhérant aux protocoles et aux directives de l'ACLS, les prestataires peuvent minimiser les erreurs, atténuer les complications et améliorer les résultats pour les patients dans un état critique.

En conclusion, la formation ACLS est la pierre angulaire des soins cardiovasculaires d'urgence, permettant aux prestataires de soins de santé de fournir des interventions opportunes et fondées sur des données probantes en cas d'urgence cardiaque. En maîtrisant les concepts, les algorithmes et les compétences de l'ACLS, les prestataires peuvent avoir un impact significatif sur la survie et le rétablissement des patients, soulignant ainsi le rôle essentiel de la formation ACLS dans la pratique des soins de santé.